DVDで学ぶ
みんなのうつ病講座

医師と患者が語る，うつ病の理解と付き合い方

著

荒井　秀樹
赤穂依鈴子

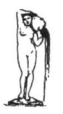

星　和　書　店

Seiwa Shoten Publishers

2-5 Kamitakaido 1-Chome
Suginamiku Tokyo 168-0074, Japan

DVDの内容

- プロローグ

- 家族心理教育1　うつ病の原因，症状

- 家族心理教育2　うつ病の回復経過，治療

- 家族心理教育3　周囲の対応，職場の対応

- 講演：辛くて苦しかった分幸せになれた人生
    〜うつ病を乗り越えて〜

- 講演：うつ病の理解の仕方　周囲に望むこと
    〜うつ病を体験して〜

- 座談会

- エピローグ

＊こころのバランスが崩れて，抑うつ的な症状が出現している状態を「うつ」と表現しています。「うつ」のこころの状態にある人たちの中には，大うつ病性障害や反復性うつ病性障害といわれる疾患名で呼ばれる人たちがいますが，そのような疾患名を代表して「うつ病」と表現しています。(荒井)

＊うつ病が良くなる状態を「回復」ではなく，「快復」と表現しています。心や身体が軽くて，快い感じ，調子が良い状態で，もとの自分に戻るのではなく成長した自分に出会うことなので，あえて「快復」という文字を使用しています。(赤穂)

も　く　じ

　　　　はじめに　　4

プロローグ　　6

「うつ」よ，こんにちは①〜②　　8

うつ病のはじまり①〜⑥　　12

「うつ」の経過①〜⑤　　24

「うつ」の症状①〜⑧　　34

うつ病－わたしの場合－①〜④　　50

「うつ」の回復（快復）の目安①〜③　　58

「うつ」の回復（快復）に必要なもの　　64

「うつ」の回復（快復）のために自分ができること①〜④　　66

うつ病になれる人①〜②　　74

うつ病でめぐり会ったもの①〜②　　78

うつ病が教えてくれたこと①〜④　　82

「うつ」の回復（快復）のためにまわりの人ができること①〜⑥　　90

うつ病の職場復帰①〜③　　102

「うつ」にサヨナラするために①〜②　　108

エピローグ（荒井・赤穂）　　112・114

　　　　あとがき　　116

はじめに

　うつ病は特別な人だけがなる病気ではありません．日本人の場合，成人の15人に1人程度が生涯にうつ病の経験をするといわれています．これだけありふれた病気であるのに，正しく理解されていないことも多い病気です．うつ病の病像が，病型や病気の時期によってさまざまであることも，うつ病をわかりにくくさせているのかもしれません．患者さん自身がうつ病を克服していくためには，2つのポイントがあります．ひとつは，うつ病という病気と症状を知ることです．そしてもうひとつは，うつ病への対処方法を見つけることです．

　うつ病という病気を知っていただくために，私たち医療者にできることは，うつという病気や状態を患者さんをはじめとする一般の方々にわかりやすく伝えることです．医療者は医学の中で学んだ知識と，今までにうつ病の人にかかわってきた経験とから，うつ病というものを医学的な「病気」として説明することはできます．しかし，ほとんどの医療者は自身がうつ病を体験していません．体験していないので，どこか説得力にかけてしまう部分があることは否めません．一方でうつ病を経験した人は，「病気」としてのうつをうまく説明できなくても，自身が体験した「病い」としてのうつを語ることができます．医療者から見たうつ病も，うつを体験した人から見たうつ病もどちらも真実ですが，この両方の視点があってはじめて厚みのあるうつ病の知識になるのではないでしょうか．そこで今回，医師とうつ病の当事者とでうつ病を学ぶための本を執筆することにしました．この点で，本書はうつ病に関する他の類

書とは大きく異なっています。

　うつ病の克服のために必要なもうひとつのこと——つまりうつ病への対処方法を見つけること——とはどういうことでしょうか。うつ病を前にして，無力にならないためには，うつ病の知識を得ることのみならず，自分でこの病気を乗り越えることができるという思いを持ち続けることです。そのことは，とりもなおさず自分自身を深く見つめることであり，自分の中にうつを乗り越える力があることに気づくことに繋がります。人生のどんな出来事にも必ず意味はあるのです。うつ病も何かを訴えているはずです。うつ病の当事者のひとりとして，自分の中にあるうつ病を乗り越える力に気づき，その力を引き出したひとりが，本書のもうひとりの執筆者である赤穂依鈴子さんです。100人の当事者には100人の異なった形のうつ病の意味，そしてそれを乗り越える力があると思います。その力を見つける過程でおのずとうつ病への対処方法も見えてくるのではないでしょうか。そして，その力を発揮できたときが真の回復です。山登りでも登山道はいくつもありますが，頂上はひとつです。

　うつ病は「脳」の病気ですから，回復のためには治療が欠かせませんが，うつ病に立ち向かう力は自分の中にあります。本書を参考にして，皆さんもうつ病の知識だけではなく，自分の中にある，うつ病を克服する力に気づいていただければ幸いです。

　　　　　　　　　　　　　　　　　　　　　　　　荒井　秀樹

プロローグ

うつ病を知りましょう
ー症状からつきあい方までー

さくらまちハートケアクリニック
荒井　秀樹
http://www.heartcare-clinic.info/

うつの克服は,「敵を知る」そして「我を知る」こと

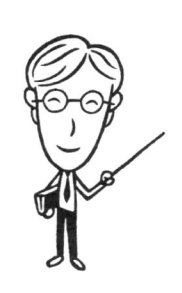

現代の日本人は,なぜここまで心が疲れてしまったのでしょうか。さまざまな理由があるかもしれませんが,現代社会の速い変化,情報のスピード化などが,私たちに立ち止まることを許してくれなくなっているのではないでしょうか。長い人生を生きていくには,常に全速力で走ることはできません。たまには,立ち止まったり,休むことも必要でしょう。うつ病はそのことに気づくよう私たちに訴えています。誠実に,正直に,そして忍耐強く生きている人に,うつ病は何かを警告しているのではないでしょうか。「あなたの生き方は素晴らしいけれど,自分の心との付き合い方を今一度考えてみては?」と。

うつ病の人にかかわるまわりの人は,うつ病に対してどのようなイメージをお持ちでしょうか?「疲れているだけ」「治らない」「気の持ちよう」「暗い」……このようなイメージをお持ちでしょうか? 病気の本当のつらさは本人でなければわからないのは当然です。しかし,まわりの人の言葉や態度はうつ病の人の回復に少なからず影響を与えます。まわりの人は病気のご本人を理解してあげようとする前に,まずは病気を誤解しないようにすることが大切です。そのために病気の正しい知識を持ち,誤ったイメージは修正していきましょう。そして,病気のご本人に対して思いやりを持って,回復を支えてあげましょう。

「うつ」よ，こんにちは①

マジックナンバー　3

- 3万人　増加する自殺者数
- 30代　自殺の増加が多い世代
- 3倍　睡眠時間5時間以下で，脳・心疾患発症の危険性が約3倍
- 30%　ビジネスパーソンの3割がうつ状態の経験あり
- 3段階　ストレス反応は3段階で進行
　　　　警告反応期，抵抗期，疲弊期

うつは特別なものではありません

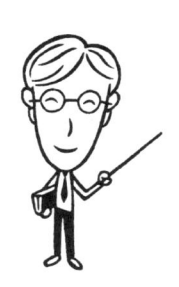

みなさんは「うつ」という言葉に出合ったことがありますね。現代の日本では，「うつ」を経験する人が大変多くなっています。

①ここ数年，日本の年間自殺者数は，3万人を超すほど異常に多いのが現状です。その中には「うつ」のために自殺に至る人も少なくないようです。

②働き盛りの30～40代は，自殺者の増加率が高い世代でもあります。おそらく「うつ」を経験している人も少なくはないのではないでしょうか。

③過重労働などにより，1日の睡眠時間が5時間以下になると，脳・心疾患（精神疾患も含まれる）の発症の危険性が2～3倍に増えるといわれています。

④職種を問わず働く人の約3割が，うつ状態を経験したことがあるとの報告もあります。

⑤ストレスを受けたときの反応は，「警告反応期」「抵抗期」「疲弊期」の3段階で進行するといわれています。「疲弊期」が「うつ」の状態といえます。

「うつ」よ，こんにちは②

からだとこころが，
　　防御反応として，
　　　　強制的に，
　　　　　　回復を要求している状態

うつは「こころの防波堤」

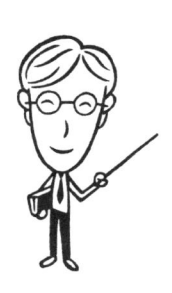

　私たちのからだやこころは，日々活動と休息を適度に交替しながら，疲労からの回復をはかっています。

　しかし何らかの理由でこのサイクルが長期間うまく働かなくなると，休息が十分取れない状態が持続することになります。そのため疲労からの回復が思うようにいかなくなってしまいます。

　このように疲労からの回復が適切に起こらなくなってしまった状態が「うつ」ともいえます。こうなると回復を強制的にでもとろうとすることによって，私たちのからだとこころが壊れて取り返しのつかない状態になってしまうことから防御しようとする生体の反応が起こります。「うつ」の状態で認められるさまざまな症状は，この生体の反応であるといえるでしょう。

うつ病のはじまり①

『うつ』はどうして
起こるのでしょうか？

池に張った氷を思い浮かべてください

うつのはじまり －氷が割れるとき－

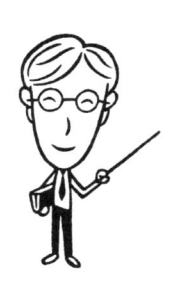

まず最初に，「うつ」はなぜ起こるのでしょうか。

池に張った氷をたとえにしてみていきましょう。
池の氷が割れてしまった状態が，うつ病のはじまり，つまり「うつ」の症状が極めて強く一番つらい時期と考えられます。

うつ病のはじまり②

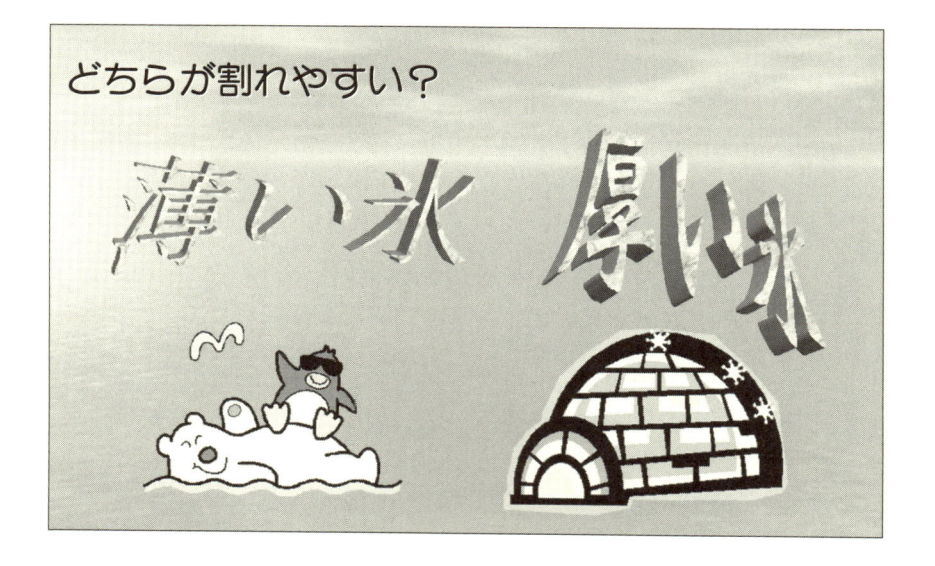

どちらが割れやすい?

薄い氷　厚い氷

うつ病は「脳の病気」です

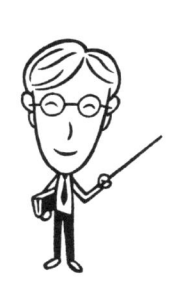

池に張った氷を思い浮かべましたか？

「厚い氷」と「薄い氷」，割れやすいのはどちらでしょう？　氷の厚さに優劣があるわけではありませんが，「薄い氷」のほうが割れやすいですね。氷が割れることをうつ病の発症にたとえると，氷の厚さはうつ病になりやすさを示しています。

「薄い氷」の方が割れやすい，つまりうつ病になりやすいということになります。

氷の厚さがさまざまであるように，うつ病になりやすさもさまざまな程度があると考えられますが，これは私たちが持って生まれた「脳の体質」にあたります。

「脳の体質」はうつ病を発症する素因といえます。

うつ病のはじまり③

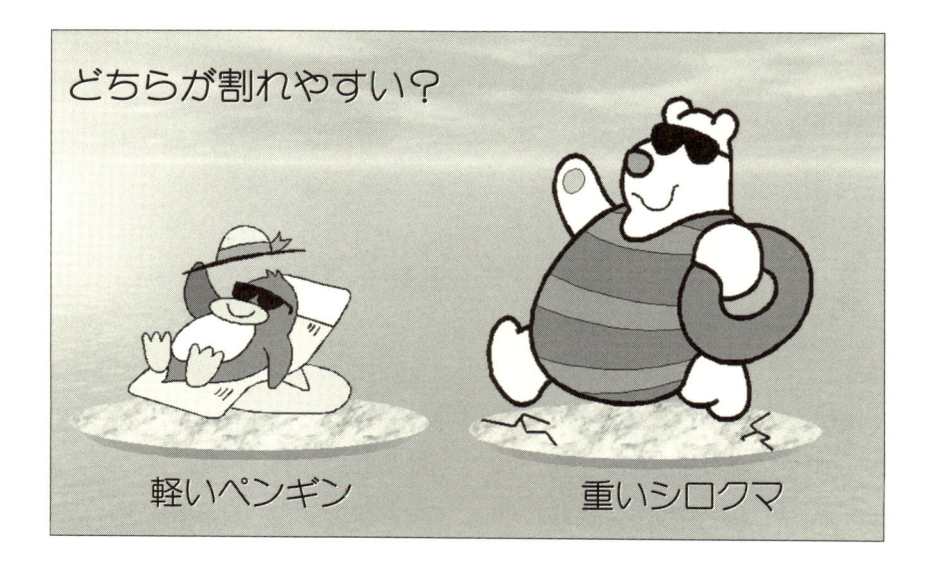

どちらが割れやすい？

軽いペンギン　　　　　重いシロクマ

「きっかけ」も，発症には重要な意味をもちます

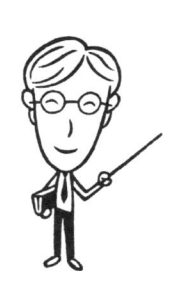

それでは氷の厚さが同じ場合はどうでしょうか。

厚さが同じ氷が2枚あったとします。同じ厚さの氷の上に誰かが乗ったとき，どちらが割れてしまうでしょうか？　重い人が乗ったほうは割れても，軽い人が乗ったほうは割れないかもしれません。乗った人の体重によって氷が割れるか割れないかに差が生まれますね。

乗った人の体重が氷の割れる「きっかけ」，つまりうつ病を発症する誘因にあたります。

うつ病のはじまり④

氷が割れるとき（病気のはじまり）

　★ 薄い氷 か 厚い氷 か？
　　　　　持って生まれた脳の体質です―素因―

　★ 氷の厚さが同じでも……
　　　　　重すぎるものには耐えられません―誘因―

　★ どちらが重要？
　　　　　両方の条件が重なったとき，氷は割れます

　　　「重すぎるもの」とは　ストレス　です

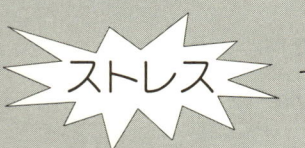

「脳の体質」と「ストレス」

　「脳の体質」という素因，「氷の上に乗った人の体重」という誘因，このいずれか一方だけでうつ病が発症するわけではありません。多くの場合，素因と誘因が重なって微妙な脳のバランスが崩れたときにうつ病が始まります。

　そして，「氷の上に乗った人の体重」にあたるものが環境から受けるストレスです。ストレスは悪いものばかりではありませんし，ストレスの程度もさまざまですが，いくつかのストレスが重なり，しかもそれぞれのストレスから生じるジレンマに長期間さらされたときに私たちは一番大きなストレスを受けるのです。ジレンマとは，たとえば，「仕事をすばやく終わらせろ，ただし残業はするな」とか「会社の利益を上げろ，ただし顧客重視を優先しろ」などの場合です。

　うつ病の原因は？といわれると「素因と誘因がたまたま重なること」ということになります。うつ病は脳の病気であり，性格や根性が足りないことにより起こるものではありません。ましてや，家族環境や生育環境といった環境のみで起こる病気でもありません。このことをよく理解し，誤解や偏見を持たないようにしましょう。

うつ病のはじまり⑤

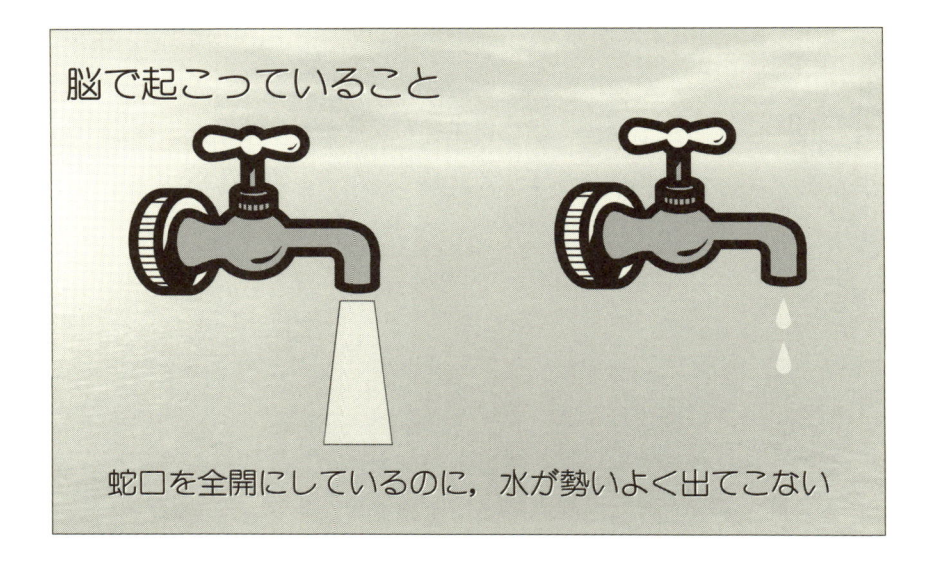

脳で起こっていること

蛇口を全開にしているのに，水が勢いよく出てこない

脳の神経伝達物質の異常

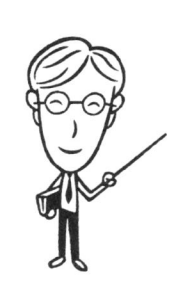

　それでは，実際うつ病になったとき，脳の中ではどのようなことが起こっているのでしょうか。うつ病は脳の病気ですから，脳の働きの異常によって症状もあらわれます。

　脳の働きの異常は，脳内の神経細胞間の情報を伝えている「神経伝達物質」の異常と考えられています。神経線維と神経線維の間の情報を伝える役割を持つものが神経伝達物質です。この神経伝達物質を水道の水にたとえてみましょう。蛇口を全開にすれば水が十分に出る状態が正常ですが，蛇口を全開にしているのにもかかわらず水が勢いよく出てこない状態は異常ですね。このように必要な時に適切な量の神経伝達物質が放出されない状態が，うつ病の脳では起こっていると考えられます。

　うつ病の患者さんの脳内の変化は現在も研究が進められています。

うつ病のはじまり⑥

どんな「水」?

　　　★ ノルエピネフリン

　　　★ セロトニン

　　　★ ドーパミン

薬は，これらの「水」を増やす役割

神経伝達物質は，薬で整える必要があります

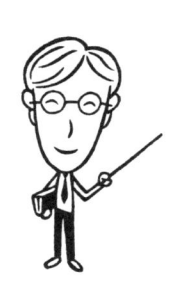

「うつ」に関連した神経伝達物質には，「ノルエピネフリン」「セロトニン」「ドーパミン」などがあります。

「ノルエピネフリン」は意欲に，「セロトニン」は感情に，「ドーパミン」は快楽に，それぞれかかわりが深い物質とされています。うつ病ではこれらの神経伝達物質が減少していると考えられるので，これらの神経伝達物質を増やすことが必要で，その役割が薬にはあるといえます。

薬の服用によって必要な神経伝達物質の量が保たれているわけですから，不適切な時期に薬を止めてしまうと，神経伝達物質の量が再び減少してしまう危険性があります。ですから症状が良くなっても，しばらく服薬を継続する必要があるのです。

「うつ」の経過①

ある日突然「うつ」になる？

・警告期　からだの不調

・消耗期　自分らしくなくなる

・疲弊期　死にたくなる

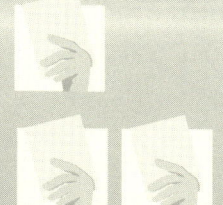

うつのはじまりにも前兆があります

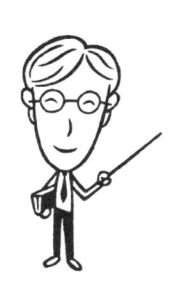

うつ病は，ある日突然起こるわけではありません。
①池に張った氷が割れるときも，ヒビが入ってから割れることが多いように，うつ病にも前兆の時期があります。内科や耳鼻科や婦人科などでも異常が指摘されないようなからだの不調，つまり自律神経失調症状に代表されるようなからだの不調が続くことで「うつ」の「警告」サインが現れてきます。

②「警告期」に何も手を打たずにいると，次第に精神面に症状が出てきます。「几帳面な人が仕事の締め切りを守らない」「責任感の強い人が無断欠勤する」「温和な人がイライラして怒りっぽい」などのその人らしくない言動が見られるようになります。この時期が「消耗期」です。

③さらに時期が進行すると，いわゆるうつ病の時期，つまり池に張った氷が割れてしまった状態になります。「疲弊期」です。悲観的気分や悲観的思考から「死にたくなる（自殺念慮）」が起こる場合も少なくありません。自殺念慮は，「うつ」で最も危険な症状のひとつです。

警告期から疲弊期に向かうにつれて，まわりの人には本人の異常が目に付くようになる一方で，本人は自分の異常には気づきにくくなってしまう傾向があります。

「うつ」の経過②

緊急事態

　　警告期　エネルギー減りがち
　　　　　　からだの緊張は高め

　　消耗期　エネルギー残りわずか
　　　　　　からだは過剰に緊張

　　疲弊期　エネルギー底つく
　　　　　　からだは緊張の限界

エネルギー

エネルギーの減少は，からだが警告

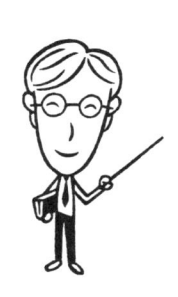

　過度のストレスを受け続けると，こころのエネルギーはどんどん使われてしまいます。

　こころのエネルギーの量でいうと，「警告期」「消耗期」「疲弊期」の順にエネルギー量が減少していきます。はじめはエネルギーが減少していることを，からだが警告しているのですが，「疲弊期」になると，からだが警告のサインを出すエネルギーすらなくなってしまいます。

　からだが警告のサインを発することができなくなると，いよいよこころが悲鳴を上げることになります。感情はからだとこころをつなぐものといえます。

「うつ」の経過③

> まずは休養
>
> すべての活動は休息に始まる。
> 何もしないことを練習しなさい。
> そうすれば，すべてがうまくいくでしょう。
>
> 　　　　　　　　　　　　－老子－

回復の基本は「休養」から

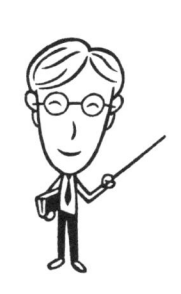

　こころやからだのエネルギーがなくなってしまう状態が「うつ」ですから，休養が必要不可欠です。

　現在のような忙しいスピード時代に，休養するということは勇気と努力が要ることかもしれません。その上，周囲の人に迷惑をかけるという思いが休養することにブレーキをかけてしまう場合もあるでしょう。しかし，休養は怠けではなく，回復に必要不可欠と考えてください。「休養なくして回復なし」です。

「うつ」の経過④

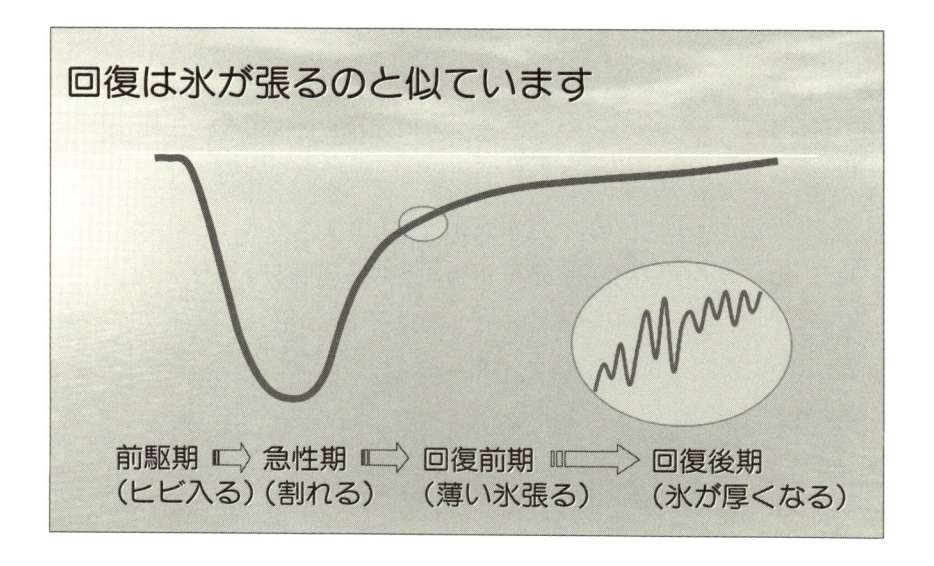

回復は氷が張るのと似ています

前駆期 ⇨ 急性期 ⇨ 回復前期 ⇨ 回復後期
（ヒビ入る）（割れる）（薄い氷張る）（氷が厚くなる）

回復は「亀の歩み」

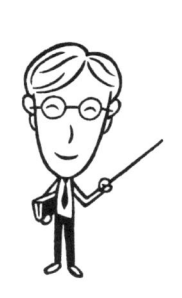

うつ病のはじまりは，池の氷が割れる状態にたとえることができますが，うつ病の回復は，池に氷が張る状態にたとえることができます。

氷が割れるのはたやすいですが，氷が張るには時間がかかります。多少のことでは割れないくらい氷が厚くなる状態（回復後期）までには数カ月，人によっては数年かかることもあります。しかも回復は「二歩進んで一歩さがる」ように，決して一直線で進んでいくものではありません。図の横軸は時間，縦軸はエネルギーのレベルですが，一度低下したエネルギーのレベルがもとに戻るには時間が必要です。回復というものは一般に時間がかかるものなのです。

「うつ」の経過⑤

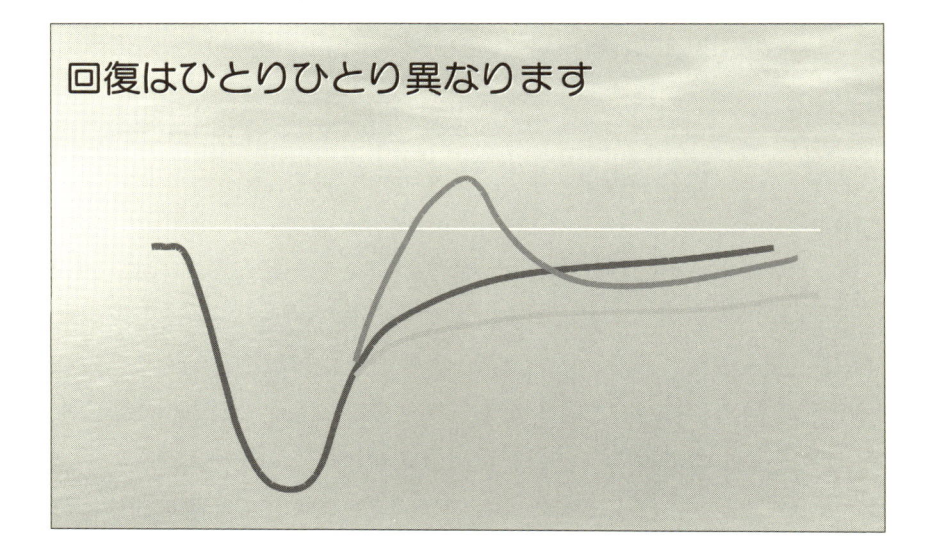

回復はひとりひとり異なります

回復の道筋は千差万別

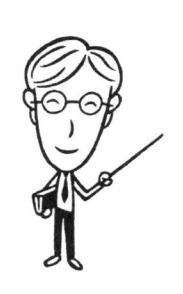

　一口に「うつ」と言ってもその回復は人によってさまざまな経過を辿ります。

　回復の途中で，一時的に活動性が増して躁状態（程度はさまざまですが）を経験する人もいます。さらに，回復が平均的な人よりも時間がかかり，慢性的にうつ症状が長期間にわたって持続するタイプの人もいます。はじめは皆同じような症状でも，回復のスピードや経過は，個人個人で異なるのです。躁状態を経験するような経過を辿る人の場合は，治療に使用される薬も，いわゆる「うつ病」の人とは異なる場合もあります。

「うつ」の症状①

「うつ」の症状

・からだの調子がおかしい（身体）

・気分がすぐれない（感情）

・やる気がおこらない（意欲）

・考える力が落ちている（思考）

うつの4つの症状

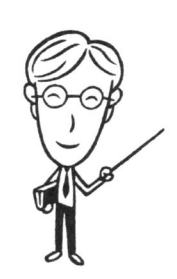

「うつ」の症状には，大きくわけて4つの症状があります。

①頭痛，めまい，消化器系の異常などの自律神経失調ともいえる「身体」の症状

②抑うつ感，楽しくない，罪悪感，絶望感など「感情」にあらわれる症状

③やる気が起こらない，興味がなくなる，食べたくないなど「意欲」が低下する症状

④考えがまとまらない，同じことばかり繰り返し考える，判断できない，集中できないなどの「思考」面にあらわれる症状

これら4つの症状は，程度の差こそあれ，「うつ」の状態にある誰にでも認められるものです。

「うつ」の症状②

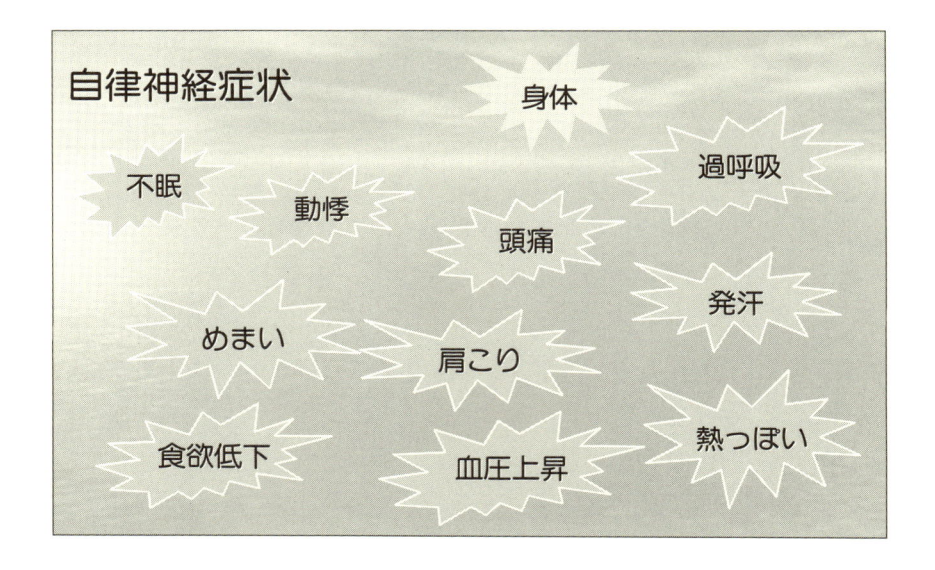

自律神経症状

- 身体
- 過呼吸
- 不眠
- 動悸
- 頭痛
- 発汗
- めまい
- 肩こり
- 食欲低下
- 血圧上昇
- 熱っぽい

からだの症状はさまざま

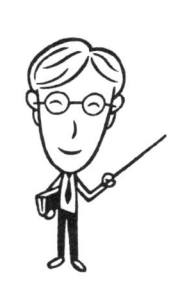

まず「身体」の症状をみてみましょう。

自律神経には，交感神経と副交感神経があります。

健康な状態ではこのふたつの神経は状況に応じて適切に切り替わっていますが，過度のストレスを受け続けることにより，ふたつの神経の切り替わりがうまくできなくなった状態を自律神経失調と呼びます。このような状態では上に示したようなさまざまな身体症状が認められます。自律神経は全身をコントロールしているので，さまざまな症状としてあらわれるのです。強いストレスがかかっていることをからだが「警告」している状態ともいえます。

「うつ」状態では，このからだの「警告」が身体症状としてあらわれてきます。そしてある程度「うつ」が回復するまで身体症状は持続します。

「うつ」の症状③

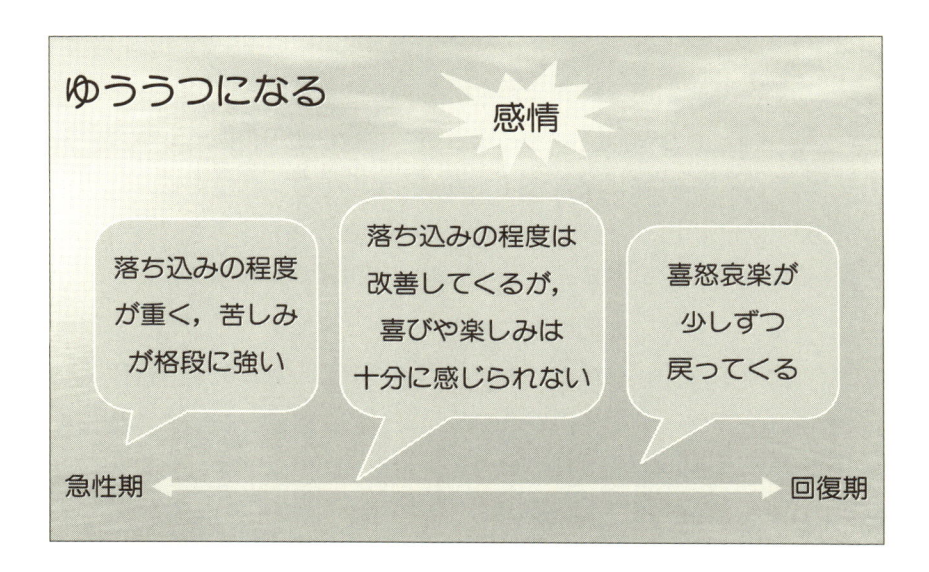

ゆううつになる　　　感情

- 落ち込みの程度が重く，苦しみが格段に強い
- 落ち込みの程度は改善してくるが，喜びや楽しみは十分に感じられない
- 喜怒哀楽が少しずつ戻ってくる

急性期 ←――――――――――→ 回復期

「ゆううつ」だけでない感情の症状

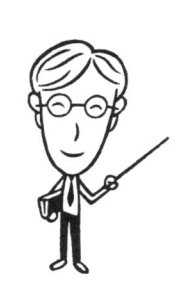

次に「感情」の症状です。

一口に「感情」の症状と言っても，うつ病の時期により多少異なります。

急性期では，落ち込みの程度が極めて強いため，不安感，焦燥感，悲哀感などが強く認められます。

治療を始めて少し回復が始まると，不安感，焦燥感，悲哀感などは少し改善してきますが，喜びや楽しみはすぐには戻ってきません。

さらに回復が進むと，状況にあうかたちで喜怒哀楽が出現するような感情の動きが戻ってきます。

「うつ」の症状④

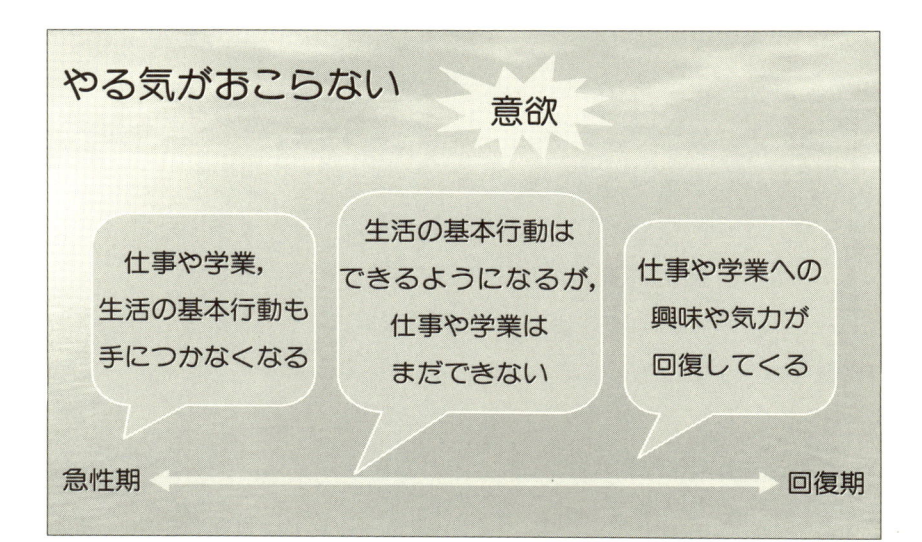

やる気がおこらない　意欲

仕事や学業，生活の基本行動も手につかなくなる

生活の基本行動はできるようになるが，仕事や学業はまだできない

仕事や学業への興味や気力が回復してくる

急性期 ←→ 回復期

「怠け」ではない意欲の症状

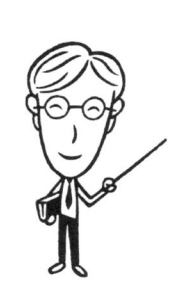

「意欲」の症状も，うつ病の時期により多少異なります。

急性期では，入浴や歯磨きなどの日常生活の基本的な動作すら億劫でできなくなってしまいます。

治療を始めて少し回復が始まると，日常の基本的な動作はできるようになります。テレビを見る，音楽を聴くといった，受動的な行動もできるようになりますが，興味や関心はまだ戻らないため，積極的に活動する気持ちはまだ起こりません。この時期は，仕事や家事，学業などはまだ困難です。

さらに回復が進むと，興味や関心が戻ると同時に，自分から活動してみようという気持ちが戻ってきます。

「うつ」の症状⑤

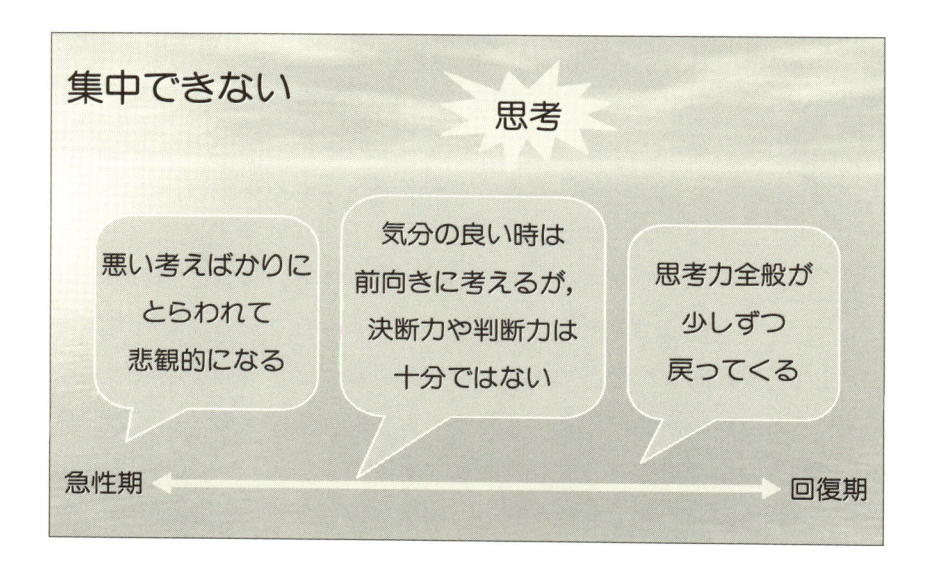

集中できない

思考

- 悪い考えばかりにとらわれて悲観的になる
- 気分の良い時は前向きに考えるが,決断力や判断力は十分ではない
- 思考力全般が少しずつ戻ってくる

急性期 ←→ 回復期

できたことができなくなる思考の症状

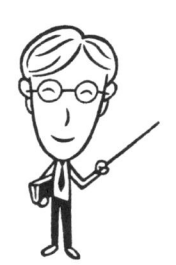

　「思考」の症状も，うつ病の時期により異なります。
　急性期では，思考の内容が悲観的で否定的な内容になると同時に，思考力は低下し止まったように感じるため，「嫌な考えを繰り返し考える」「肯定的なことが考えられない」「忘れっぽくなる」などの症状が認められます。
　治療を始めて少し回復が始まると，思考の内容は悲観的なことばかりではなくなってきますが，思考の進み方はまだゆっくりで，集中力，決断力，判断力などは不十分です。
　さらに回復が進むと，思考の進み方も健康な状態に近くなり，集中力，決断力，判断力が少しずつ戻ってきます。
　思考力の回復には非常に時間がかかるのが一般的です。思考はその人の行動や活動に影響を及ぼします。思考力が回復しないと仕事や学業に戻ることができません。たとえ戻っても以前のように活動できません。このことが，うつ病の人が仕事や学業に戻るのに時間がかかる１つの要因です。

「うつ」の症状⑥

症状　一般パンフレットの掲載例
- 悲しい，憂うつな気分
- 楽しくない
- 気力が無い
- 寝つきが悪い
- 人に会いたくなくなる
- 失望から立ち直れない
- 朝体調が悪く，夕方気分が良い
- 食欲がなくなる

つらいと感じる症状は，人それぞれ違います

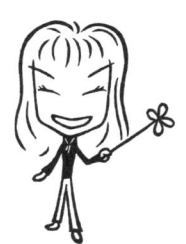

患者の立場からうつ病の症状について見直してみましょう。
左の図は，病院に設置してあるパンフレットの一例です。

発症当時，自分自身の不調が，どの症状に当てはまるのかが，わかりませんでした。
うつ病なのかどうなのかさえ，わかりませんでした。
症状は，十人十色。それぞれ異なります。

発症当時，最もつらく感じた私の症状は，
・無表情
・無感情
・笑えない
でした。

「うつ」の症状⑦

うつ病の症状 Ⅰ（赤穂の場合）

- 涙が止まらない，悲しい
- 笑えない，楽しくない
- 献立が浮かばない
- 行動パターンが浮かばない
- 食器が洗えない
- 洗濯ができない
- 買い物へいけない
- 怒りっぽくなる
- 出掛けられない

症状は「性格」や「根性」とは違います

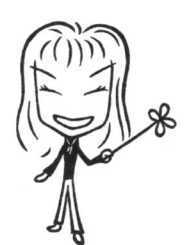

では，私の体験したうつ病の症状を，挙げてみましょう。

☆　感情とは関係なく，意味もなく涙が溢れる。

☆　楽しさが感じられず，笑顔になれない日々が続く。

☆　主婦として，それまで普通にできていた家事が
やりたいのに，できない。
できないことが悲しい。
できない自分を責める。

☆　すぐにイライラするのは，病気ではなくて
「短気な性格」になったのだと，勘違いしていた。

☆　人と会うことで体調を崩してしまった，以前の自分を思い出してしまい，出掛けられなくなる。

「うつ」の症状⑧

うつ病の症状 Ⅱ（赤穂の場合）

- 自分が分からない
- 頭の中に，もう一人の自分の声が聞こえる
- 自分や親を，責めたり憎む
- 人の会話が怖い
- テレビが見られない
- 電話の音が怖い
- 現実に近い夢を見る　……等

本人にも気づきにくい症状があります

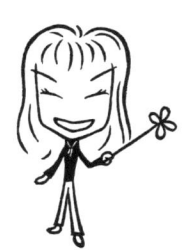

次に，一番つらくて１日中寝込んでいたとき（疲弊期）の症状です。治療を始めてから２，３カ月後には，左の図の症状が新たにあらわれていることに気づきました。

特に，怖かったことは，頭の中で天使と悪魔のような，２人の自分の声が聞こえたことでした。
「やっちゃいな」「止めて」と，会話が繰り返され，気がつくと，自傷行為を起こしていました。
自分が自分でなくなって，まるで廃人のようでした。からだは動かないのに神経は過敏になっていました。
医学用語でいうと，「疲弊期」の症状です。当時は，症状なのか，性格なのか気分なのか，全くわかりませんでした。

快復して，振り返って初めて，これがうつ病の症状だと理解できました。
…………………現在の私には，これらの症状はあらわれていません。

うつ病ーわたしの場合ー①

考えられる原因

- 義父の自殺
- うつ病になった，夫の看病
- 義母との関係
- 母親としての責任
- 自殺する直前の少年との遭遇
- 世間・社会に対する，矛盾

ストレスは，人によって異なります

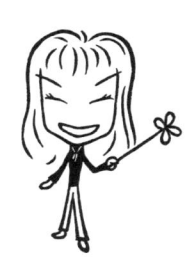

うつ病の原因のひとつは，ストレスといわれています。ひとつだけのストレスではなくて，いくつものストレスが重なって発症するといわれています。

ストレスは，見えるものでもなく，測れるものでも，比べられるものでもありません。私もストレスに気づいていませんでした。

また，同じ状況が，ある人にはストレスに感じられても，ある人にはストレスにならない場合がありますから，他人と比較はできません。

ストレスの例として，2001年発症時の，私のストレスを左に挙げてみました。

こんなに重い現実を，我が身で体験したのは，人生で初めてでした。

うつ病ーわたしの場合ー②

私の症状 1

発症当初
　　◇自傷行為・自殺未遂を起こす。
　　◇通院を開始する。
　　　・家事も子育てもできない。
　　　・布団で寝たままになる。
　　　・食事ができない。
　　　・栄養補助食品のみとる。
発症から2年後
　　◇再び，自殺未遂を起こす。

「自傷」や「自殺」も

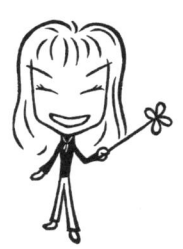

通院を開始した頃，2001年の私の様子をお伝えします。うつ病になったことに，気づかない，気づけなくて，治療の開始が遅れてしまう人は，少なくないと思います。私の様子が発症の一例として参考になれば幸いです。

～病院へ行ったきっかけ～

　鉛筆で自分の脚を何度も刺してしまい，その行動に驚き，慌てて病院を訪ねました。

　ちなみに，うつ病の典型的な症状のひとつである不眠の症状は，当時の私にはありませんでした。

～通院を始めた頃の日常生活～

　一日中，布団の中で過ごしていました。

　空を見上げては，涙を流していました。

　食欲もなく，家事や育児，着替えさえもできない状態でした。

　当初，「意欲」の感覚は，わからなくなっていました。

　しばらくして，不眠の症状があらわれました。

　発作的に，睡眠薬を多量に服用して，自分の存在を消そうとしてしまいました。（自殺未遂3回程）

うつ病ーわたしの場合ー③

私の症状 2

発症から3年後
　　◇失語症状
　　　　・治療に専念，服薬を継続する。
　　　　・半年後に快復を実感する。
　　◇自殺未遂を起こす。
　　　　・治療に専念，服薬を継続する。
発症から5年後
　　体調が安定して，自助活動を開始，
　　現在に至る。

まず，自分の症状を知ること

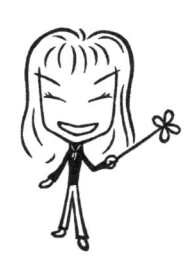

発症当初はうつ病を理解できなくて，主治医も信用できなくて，勝手に，薬の服用や通院を中止する不真面目な患者でした。
症状の軽快，悪化，再燃を繰り返して，3年の月日が経ったある日のことです。私に，治療を決意させる状況が起こってしまいました。

声が出せなくなるという失語（失声）症状をきっかけに，治さなければ，治したいという自分の意思を確認することができました。そして，信用できる医師を探し，真剣に治療に取り組む決意ができたのです。
それから私の快復が始まりました。

うつ病ーわたしの場合ー④

快復しなかった時

- 病気，治療に対する理解が不十分
- 医療に対する不信感
- 健康食品摂取で治そうとした
- 病気の原因は，性格と思っていた
- うつ病は，治してもらう病気

病気を治す力は「自分」の中に

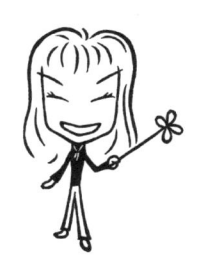

当初は主治医まかせ，薬まかせの「受動的な治療」を行っていました。
そして，快復しないのは，主治医に問題があると責任転嫁していました。実際，受動的な治療を行ってしまう患者さんは多いのではないでしょうか？　治療を行う心構えができていないとき，うつ病は快復しませんでした。
うつ病は誰かに治してもらえる病気と思っていました。
私の場合の快復しなった要因を，図に挙げてみました。

「うつ」の回復（快復）の目安①

回復の『階段』　－2歩上がって1歩下りる－

回復はゆっくり

― さほど疲れなくなる。
― 人と会って話ができるようになる。
― 映画や本が楽しめるようになる。
― 新聞や本が読みたいと思うようになる。
― ちょっとした家事や外出をする気になる。
― テレビや音楽などへの興味がもどってくる。
― 悲観的な考えが減ってくる。
― ゆううつな気分がうすれてくる。
― 不安や焦りがとれてくる。

「思考」の回復が最も時間がかかります

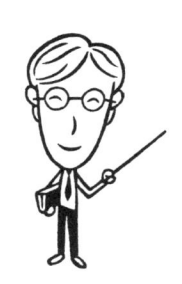

「うつ」の4つの症状のうち，精神的な症状は「感情」「意欲」「思考力」の3つです。回復するとき，これら3つの症状が一度にすべて良くなることはありません。

不安や焦り，ゆううつな気分などの「感情」の症状は，比較的回復の早い段階で改善を始めます。そのあとに，興味がもどってくる，外出などをする気になる，テレビなどの画像や雑誌などの簡単な活字を見る気になるなどの「意欲」の回復が続きます。そして最後に，人と会っても話ができる，少し難しい本などを読んでも頭に入ってくるなどの「思考力」の回復があらわれます。そして「感情」「意欲」「思考力」の順に，回復にかかる時間も長くなる傾向があります。「持続力」は最も時間のかかる症状といえるでしょう。

この回復の階段は，一歩一歩着実にのぼっていくしかありません。2段上がっても1段下がってというように，行きつ戻りつしながらのぼっていくのです。2段とびや3段とびをしようと焦ることは階段を踏み外す危険性を高めるだけです。すなわち回復を焦らず，諦めないことが大切です。

「うつ」の回復（快復）の目安②

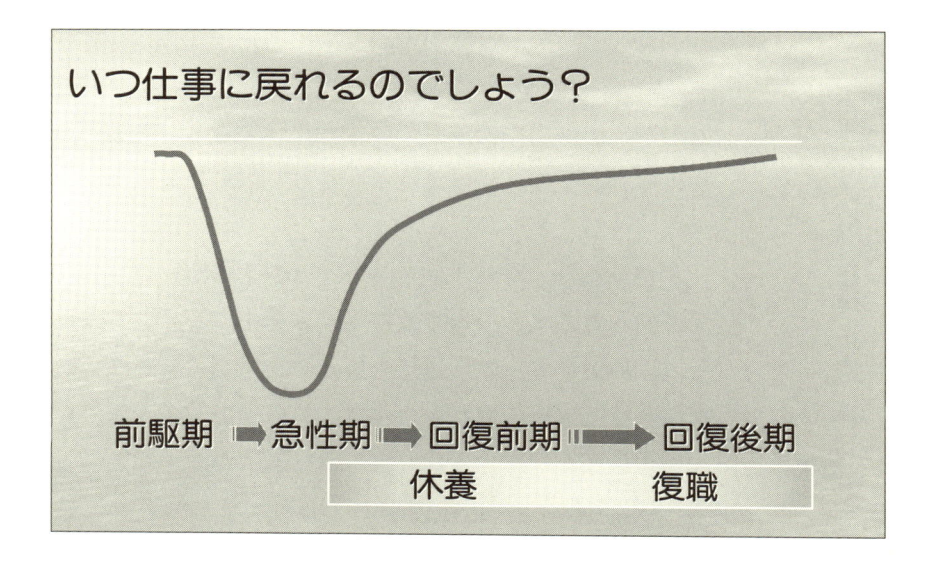

いつ仕事に戻れるのでしょう？

前駆期 ➡ 急性期 ➡ 回復前期 ➡ 回復後期

休養　　　　　復職

日常生活に問題ないように見えても「完治」ではありません

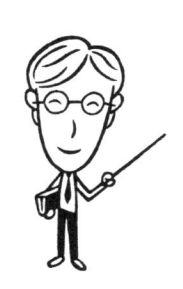

　仕事や日常の家事に戻ることができる状態は，回復の80％程度が目安です。

　この時期は日常の単純な生活行動にはほとんど支障がありませんが，仕事や料理などの家事を継続するには，疲れやすさ（持続力のなさ）が目立ってしまう時期です。つまり，ときどき頑張ることはできますが，頑張り続けることはできない，無理がきかない状態です。

　この症状は，表情などにはあらわれませんから，本人以外の人にはなかなか気づかれないので，注意が必要です。本人ですら，症状ではなくて「病気は良くなっているのに，自分は怠けているのではないか」と思ってしまうことがあります。外見からはわかりにくい症状があることを忘れないで下さい。

「うつ」の回復(快復)の目安③

快復のチェック項目（赤穂の場合）
- 笑える
- テレビが平気で見られる
- おしゃれに関心を持てる
- 家事が，自然にできる
- 献立を，頭の中で段取りできる
- 嬉しさを感じられる
- 瞼の開きに力がある（目力）
- エアロビクス（運動）が
　　　　　したいと思える

快復の「サイン」を見つけましょう

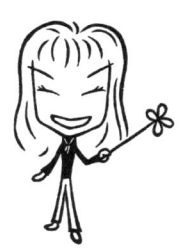

快復への道を歩み出しても体調は日々，そして1日のなかでも，激しく変化します。

うつ病には検査がないので，赤穂オリジナルのその日の元気度を手軽に測れるチェック項目を見つけました。

特に，瞼の開きの程度は，毎朝簡単にチェックできます。毎朝，洗面台の鏡を見て，「目力（めぢから）」をチェックしました。「目力」がある日もない日も，自分に向かって「笑顔」を投げかけてあげました。

赤穂オリジナル「快復のチェック項目」を参考に，
　　　皆さんも，オリジナルのチェック項目を，見つけて下さいね。

「うつ」の回復（快復）に必要なもの

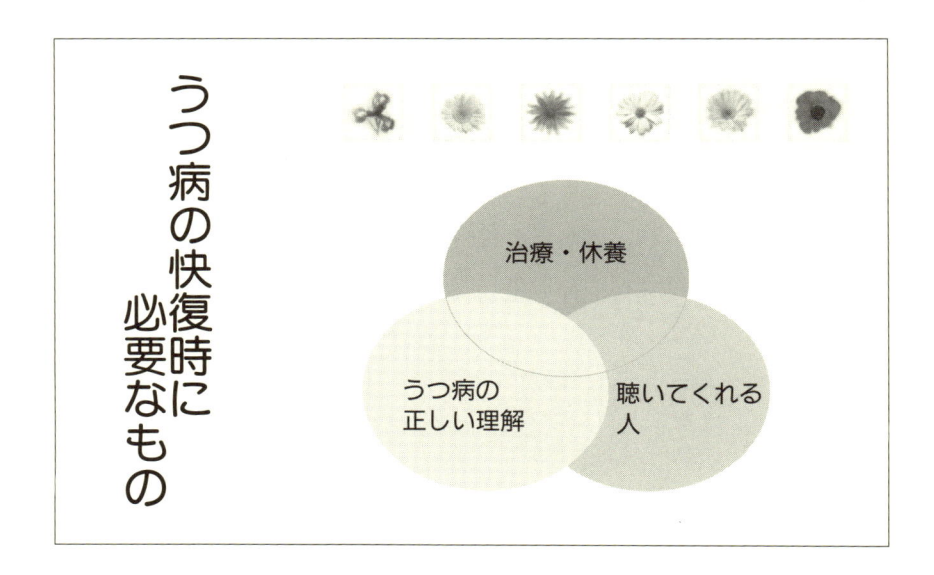

うつ病の快復時に必要なもの

- 治療・休養
- うつ病の正しい理解
- 聴いてくれる人

治療を受けるだけでは快復しないことも

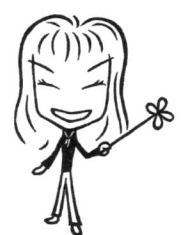

うつ病を快復させるためには，治療（通院・服薬）や休養が必要だといわれています。
しかし，私は治療と休養だけでは，快復しませんでした。

うつ病を快復させるためには，3つの車輪が必要なのだと思います。
子どもの頃に乗った，三輪車をイメージして下さい。
医学的治療と休養を1つの車輪とすると，あと2つの車輪がないと進むことも，その場にとどまることさえもできないのです。

　　　・治療，休養

あと，2つの車輪は，

　　　・自分の身に起きているうつ病を正しく理解すること
　　　・自分の話を，心から聴いてくれる人の存在

この3つの車輪が揃って，三輪車ができあがります。
3つの車輪がすべて回り始めて，うつ病は快復を始めるのです。

「うつ」の回復(快復)のために自分ができること①

うつ病の理解の仕方 Ⅰ(他の病気の場合)
- <u>胃潰瘍の場合</u>
  - ・ストレスによる胃の炎症
  - ・検査あり
- <u>インフルエンザの場合</u>
  - ・ウイルスにより感染
  - ・毎年再発あり
  - ・投薬治療
- <u>糖尿病の場合</u>
  - ・投薬量は,増加する
  - ・食事制限,運動の勧め

うつ病を受け入れること

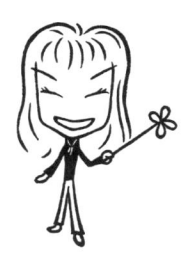

私なりのうつ病の理解の仕方です。

うつ病は，特別な，特殊な，やっかいな病気だと思われがちです。

他の病気と同じように，うつ病も，治療が必要な病気の一種です。

そこで，他の病気と比較してみましょう。

1．ストレスが，原因でなる「胃潰瘍」

2．再感染すると，再発する「インフルエンザ」

3．一度発症すると一生つきあわなければならない「糖尿病」

うつ病もどこか似ていませんか？

「うつ」の回復（快復）のために自分ができること②

うつ病の理解の仕方 Ⅱ
うつ病の場合
* ストレスによる「脳潰瘍」
* 検査なし
* ストレスをウイルスと考える
* 再発の可能性あり
* 脳の炎症を治すため投薬治療
* 投薬量は，増減する
* 食事制限なし，安静

うつ病を正しく理解すること

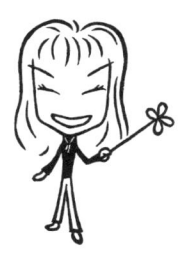

うつ病も,「うつ病の理解の仕方Ⅰ」(p.66) で挙げた3種類の病気と同じ性質を持っています。うつ病には,生活や食事制限がないというメリットもあります。しかし,うつ病は世間での病気の歴史が浅いため情報が曖昧な上に,検査がありません。

うつ病の場合,自分の目で,病気を確認,認識することが難しいのです。

人間は,目で見て確かめないと,「不安」が生じます。「不安」が,マイナスな想像,偏見,誤解を増大させてしまい,治療や快復の妨げになっているのです。自分のうつ病に対する理解を確かめましょう。

数十年前,結核は隔離されて,死を待つ病気でした。しかし,医学研究が進み,患者さんの意識も周囲の対応も変わってきました。

数年後には,うつ病も医学研究が進み,治療や快復が今よりも容易になる時代が来ることを信じています。

「うつ」の回復（快復）のために自分ができること③

うつ病を治すための6か条

- 病気を理解し，受け入れること
- 主治医と二人三脚で治療を始める
- 通院を継続して，服薬を怠らないこと
- 快復することを信じましょう
- 自分の素晴らしさに気づきましょう
- 患者でない方（家族や周囲）に，理解してもらおうとしない

信頼できる治療者を

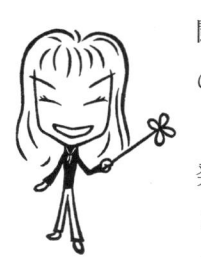

闘病中に，自分を観察して見つけた「うつ病を治すための6か条」です。

発症し，通院を始めてから2年間は，主治医を信用することができませんでした。

信用できない医師から，処方されたお薬に対しても半信半疑でした。自分勝手に体調にあわせて，薬を飲んだり，飲まなかったりしていました。

その結果，言葉が発せなくなるまでに，体調は悪化していきました。

その後，私自身の治療方針を，図のように変えて，現在の元気を取り戻すことができました。

信頼できる主治医を，見つけようとすること，出会うことも，治療の大切な条件だと思います。

「うつ」の回復（快復）のために自分ができること④

快復した時

- 最終手段として，医療を信じた
- 主治医を信頼する
- 服用を怠らない
- うつ病は，自分で治す病気
- 快復を焦らない，諦めない

DVDで学ぶみんなのうつ病講座　73

焦らず，あきらめず

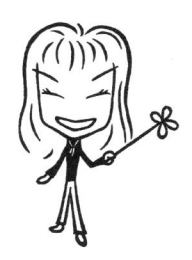

自ら「治したい」という意志を持った「能動的な治療」を，主治医と二人三脚で行うことができたことで，私のうつ病は快復しました。
左の図は，快復したときの，私の心情です。

うつ病の快復過程は，ダイエットに似ています。

〔治療〕　　　　　　　　　　　　〔ダイエット〕

継続してはじめて効果があらわれます。

治療，服用を途中でやめない。　　食事制限や運動を途中でやめない。
なかなか快復の成果を実感できない。　なかなか痩身の効果があらわれない。

イライラして，諦めてしまえば，成果はあらわれません。
体調も，体型もリバウンドしてしまいます。

うつ病になれる人①

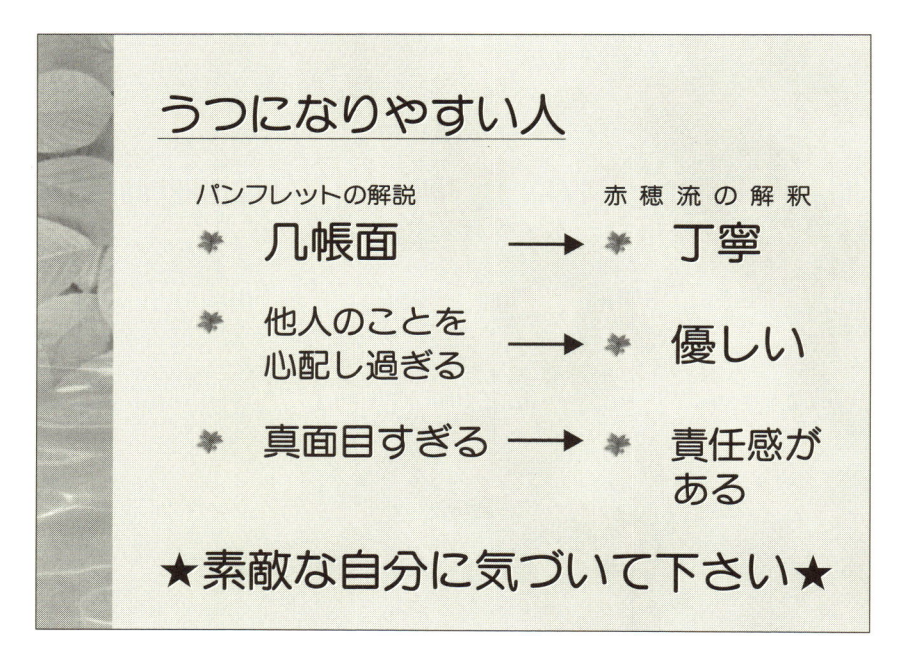

うつになりやすい人

パンフレットの解説		赤穂流の解釈
✳ 几帳面	→	✳ 丁寧
✳ 他人のことを心配し過ぎる	→	✳ 優しい
✳ 真面目すぎる	→	✳ 責任感がある

★素敵な自分に気づいて下さい★

ポジティブに考えてみること

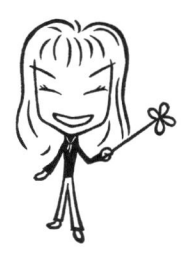

ところで，どうして私がうつ病になったのでしょう？
病院のパンフレットの「うつ病になりやすい人」。
　　・几帳面
　　・他人のことを心配し過ぎる
　　・真面目すぎる
これを見て私の性格が原因で，病気になったと思いました。
自分を否定されたように感じられ，落ち込みました。
　　・性格が悪いから，病気になる。
　　・性格を直さないと，病気も治らない
　　・性格は直しにくいから，病気も治りにくい。
と，錯覚してしまいました。

赤穂流の「うつ病になりやすい人」。
否定的に性格をとらえるのではなく，表現を変えました。
　　・丁寧
　　・温かくて，優しい
　　・最後まで諦めず，責任感がある
うつ病になりやすいのではなくて，うつ病になれる素敵な人です。

うつ病になれる人②

うつ病になれる 3か条
* 温かい方
* 繊細な方
* 細いけれども<u>自分の芯</u>を
    しっかり持っている方

自分に，誇りを持って下さい

自分の「長所」に気づく

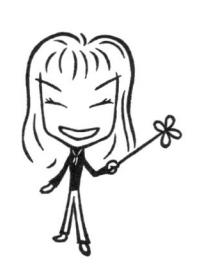

うつ病になるのではなく
うつ病になれる人と、表現しています。

うつ病になるには、3つの条件が必要です。
- 温かい方
- 繊細で細やかな配慮をする方
- 細いけれど自分の芯をしっかり持っている方

まだうつ病になっていない方は、残念ですが、この条件のうちのどれかが欠けているのかもしれませんね。

私は、うつ病の偏見にも遭い、悲しみ、苦しみましたが、
今ではうつ病になって素敵な自分に気づいたことで、「何が悪いのよ！」と開き直ることができました。

うつ病でめぐり会ったもの①

書籍が教えてくれたこと

- 今のあなたが素敵！
- 偶然ではなく，必然
- 自分の中の心の種
- 苦難は乗り越えられる
- 誰でも幸せになれる
- 願えばかなう
- 自分を信じる

「なりたい自分」をイメージすること

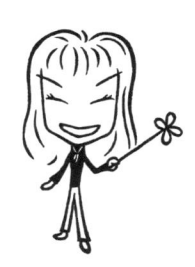

闘病中，思考力が低下している中，なにげなく読み始めた書籍が私に教えてくれたことです。読み終わったときは感動しました。書籍に巡りあえたことに，感謝しています。

『降っても照っても大丈夫！』この書籍に出会えていなければ，快復した今の私は存在しないと言っても過言ではありません。
セルフヘルプグループ「ＮＰＯ法人エッセンスクラブ」の設立もなかったでしょう。

親も，学校も教えてくれなかった，生き方や生きる意味を，
『降っても照っても大丈夫！』は，私に教えてくれました。

うつ病になった私は，誰からもほめられなかったのに，
中野裕弓先生（著者）は，書籍を通してほめてくれました。

書籍に出会ってからは，「生きたい」と，心から願うようになりました。そして，自分を好きになれるように，自分を信じられるように努力を始めたのです。

うつ病でめぐり会ったもの②

私の出会ったもの
見つけたもの

- 自分の中の優しさ
- 自分を好きになる大切さ
- 書籍との出会い
    （『降っても照っても大丈夫！』）
- 人の温かさ
- 微かな喜びの中の幸せ
- 夢
- 自分の理想像

新しい自分を発見しましょう

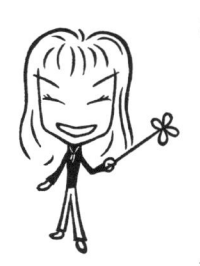

平凡な主婦が，うつ病に出会い，向き合いながら，見つけたものです。

うつ病の経験は，貴重な体験です。

誰でもできる経験ではありません。
全ての経験，出会いは，私の素敵な人生の宝物です。

最初からあったけれども気づかなかった，素敵な自分を発見できたこと。
うつ病になって，出会えた温かな人たち。
誇りに思える，自分の優しさ。
自慢できる自分の笑顔。

……………………………そして，新たな夢，新たな人生。

うつ病が教えてくれたこと①

うつ病が教えてくれたこと

- うつ病の実体験
- 感謝
- 柔らかさ
- 優しさ
- 笑顔
- ゆとり
- 生きる意味

うつ病から学ぶこと

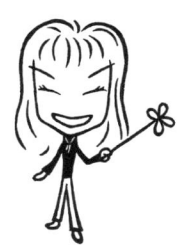

うつ病は，つらくて，哀しくて，苦しい病気です。

なりたくて，なる病気ではありません。
なりたくても，なれる病気でもありません。

- うつ病になったからこそわかる，うつ病のこと
- うつ病のつらさ，哀しさ，苦しさ
- うつ病になったからこそ感じられる，柔らかな感情
- うつ病になって気づいた自分の中の優しさ
- 心から感じられる喜びと幸せ
- 笑顔の素晴らしさ
- 心のゆとりの大切さ
- 生きるということの意味
- これからの生き方，オリジナル人生を探すこと

うつ病になる前は，気づくことができませんでした。
うつ病になる前は何も考えずに，ただ生きてきました。
うつ病が，これらの大切なことを私に教えてくれました。

うつ病が教えてくれたこと②

ひらめいた夢

2002.11
○ 温かな本を書ける人になりたい
　　タイトル『バニラエッセンス』
○ 笑いたい
○ 病気を治したい
○ 幸せになりたい

「なりたい自分」を追いかける

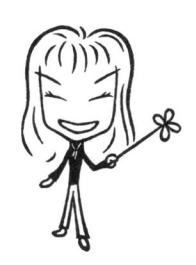

「生きたい」と思えた私の心の中でひらめいた「夢」をご紹介しましょう。

「生きたい」という願いを持つことで，次から次へと夢や希望が溢れてきました。

・自分の闘病記『バニラエッセンス』を執筆して，出版したい。
・笑いたい。
・同じ病気の人の力になれる，温かな私になりたい。
・自死によってなくならなくてもいい，大切な命を救いたい。
・うつ病の啓発活動がしたい。
・セルフヘルプ活動がしたい。
・うつ病セルフヘルプグループ「エッセンスクラブ」を設立したい。
・私自身が「幸せ」と思える，私のオリジナル人生を探し，送りたい。

…………………………幸せに向かって，現在も進行中です。

うつ病が教えてくれたこと③

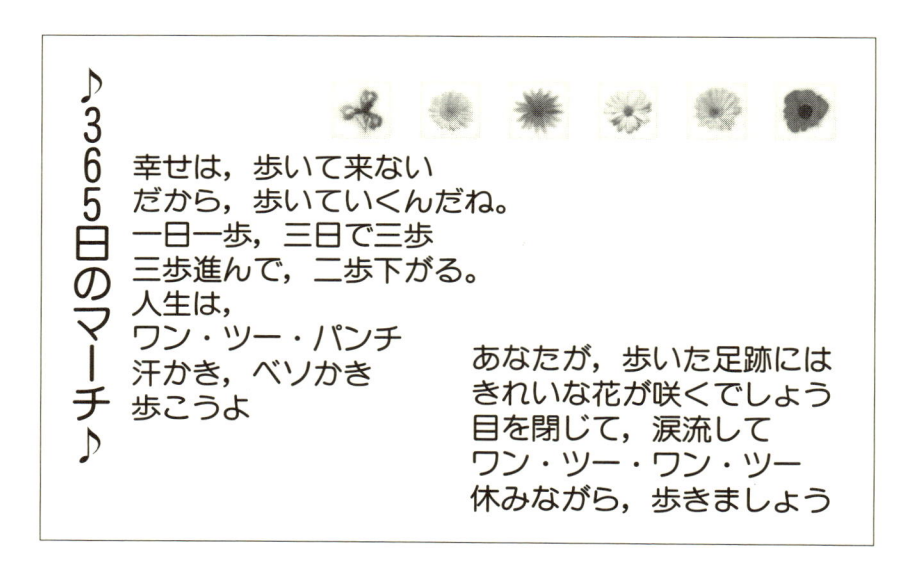

♪365日のマーチ♪

幸せは，歩いて来ない
だから，歩いていくんだね。
一日一歩，三日で三歩
三歩進んで，二歩下がる。
人生は，
ワン・ツー・パンチ
汗かき，ベソかき
歩こうよ

あなたが，歩いた足跡には
きれいな花が咲くでしょう
目を閉じて，涙流して
ワン・ツー・ワン・ツー
休みながら，歩きましょう

自分を信じてあげる

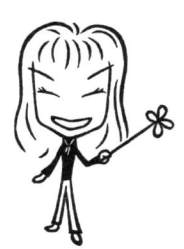

ある日，テレビの歌番組で，水前寺清子さんが唄う，「365日のマーチ」が流れてきました。
懐かしく聴いていたのですが，私に優しく歌い掛けているように，聴こえてきました。

うつ病闘病中の心情が，歌詞に込められているように感じられました。
私を，そっと見てくれているようで，とても嬉しかったので，歌詞を書きます。終わりの歌詞を一部，うつ病の治療時の状況に合わせて，私が考えた歌詞に替えてあります。

私にも，あなたにも，きれいな花が咲くでしょう。
いつの日か，きれいな花が，皆さんに咲きますように。

うつ病が教えてくれたこと④

最後に……

- 治してもらうのではなく，治すもの
- 自分の心は，ダイヤの原石
- 幸せは自分で見つけて，自分で摑む
- ポジティブ思考が，幸運を運ぶ
- 人生の夢を見つける

経験こそ人生のエネルギー

うつ病を経験して「輝く自分」になりましょう

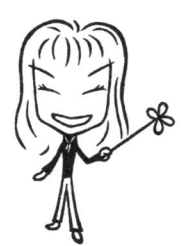

最後に。
うつ病を快復させるためには，医師の治療を受けることと同時に必要な心構えがあります。
　・能動的な気持ちで，受診する。
　・ありのままの自分の素晴らしさを発見して，さらに磨きをかける。

自分を磨くために，必要な意識があります。
　　・自分にとっての幸せを意識する。
　　・夢を描く。
　　・ポジティブな考え方を癖にする。

うつ病を克服した経験が，生きるためのエネルギーとなり，
これからの人生を幸せへと導いてくれると信じています。

「うつ」の回復（快復）のためにまわりの人ができること①

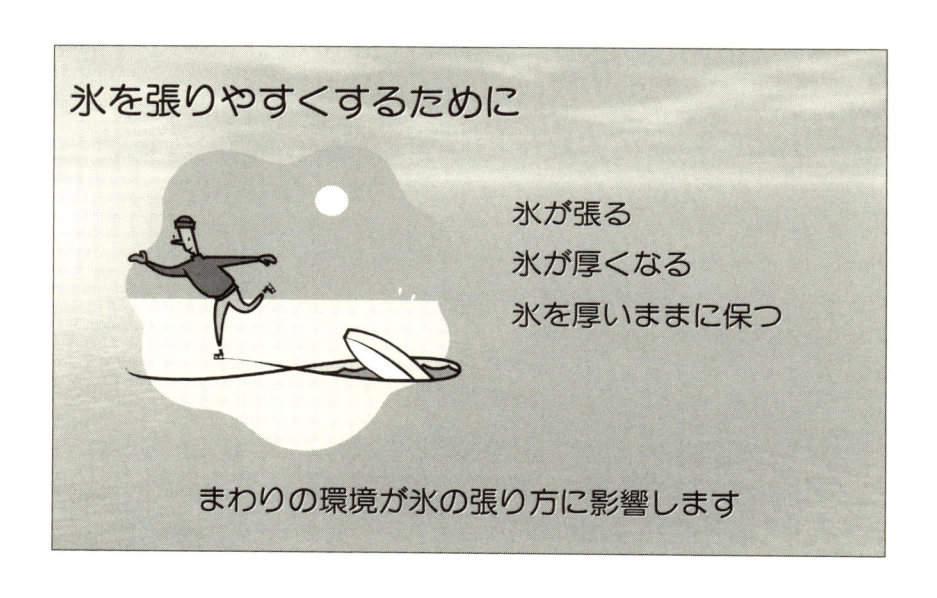

氷を張りやすくするために

氷が張る
氷が厚くなる
氷を厚いままに保つ

まわりの環境が氷の張り方に影響します

回復の時期によって，まわりの人のかかわり方は微妙に異なります

　一度割れた池の氷が再び張るとき，低い気温や水の状態などの自然環境が大きく影響します。同じように，「うつ」からの回復には，まわりの人の言動が少なからず影響を及ぼします。

　割れにくい厚い丈夫な氷が張るためには，氷が「張り始める」とき，張った氷が「少しずつ厚くなる」とき，厚くなった氷を「再び薄くならないよう厚く保つ」とき，それぞれの時期にふさわしい自然条件が必要です。

　「うつ」からの回復の場合も，急性期（氷が張り始める時期），回復前期（氷が少しずつ厚くなる時期），回復後期（氷がかなり厚くなり，厚さを保つ時期）それぞれの時期にふさわしい周囲の対応があります。まわりの人の「うつ」の人への対応は，回復の時期に合わせて変化させていく必要があります。

「うつ」の回復（快復）のためにまわりの人ができること②

急性期＝氷が割れてしまったところ

- "頑張れよ" 励ますつもりが逆効果
- "そうだよね" "こうしなさい" より効果的
- "大丈夫" ゆっくり休める雰囲気を
- "今はだめ" あせる患者にブレーキを

急性期には，休養できる雰囲気づくり

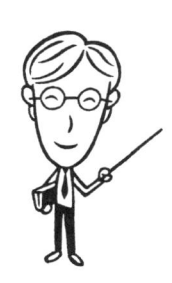

　　池の氷が割れて再び張り始めるとき（急性期）では，何はともあれ薄くても再び氷が張ることが目標です。氷が張るためには低い気温が必要なように，この時期には，まわりの人のあたたかく思いやりのある対応が必要です。

①励ましは，本人の焦りや自責感を増強してしまうので，控えましょう。

②気持ちの切り替えができず思考力が落ちていますから，否定的な考えばかりがグルグル回っていてまわりの人からのアドバイスはなかなか耳に入りません。まずは，本人の気持ちを受け止めてあげること，つまり耳を傾けて聴いてあげることのほうが意味があります。

③本人は，「うつ」のためにできないにもかかわらず，以前できたからどうにかしようと焦る気持ちが強いので，「休んでなどいられない」と思いがちです。まわりの人は休養するようにとの言葉かけだけではなく，ゆっくり休むことができるような雰囲気を作ってあげることが必要です。

④時期尚早に仕事に戻ろうとしたり，早急に退職を決めようとしたり，本人が何か行動を起こそうとする場合は注意が必要です。焦って行動を起こして失敗をしないように，まわりの人は必要ならばブレーキをかけてあげることが大切です。急性期には判断力が落ちているばかりでなく，判断そのものも悲観的な思考に裏打ちされた危ういものが多いのです。

「うつ」の回復（快復）のためにまわりの人ができること③

回復前期＝ようやく薄氷が張ったところ

- "少しずつ" 軽快している時の合言葉
- "良くなった" 見つけることを心がけ
- "まだ早い" 旅行，復職，食事の用意
- "そのうちに" 今の期待は控えめに

回復前期には，「回復はゆっくりだけれど確実に進む」ことを忘れない

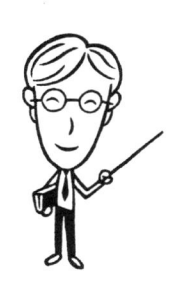

ようやく薄い氷が張ったところ（回復前期）では，急性期のような焦りや追い詰められ感は次第に軽減してきます。表情には笑顔も見られるかもしれません。一見元気に見えますが，日によって波があります。意欲や思考力の回復はまだまだ不十分です。薄い氷ですから，些細な出来事や少し無理をするだけで再び氷は割れてしまいます。

①回復は「二歩進んで一歩さがる」です。ゆっくり回復していくのがふつうです。本人もまわりの人も回復を信じ焦らないようにしましょう。

②本人は良くなったところよりも，まだ良くなっていないところに目が向きやすいものです。その分まわりの人は，良くなっているところを見つけることを意識して，良くなっているところを本人に伝えてあげましょう。

③意欲は少し戻ってきても，持続しません。旅行や外出が気分転換にはならず，疲労になりやすい時期です。家事や仕事も継続は困難です。本人が大丈夫と言っても，あるいはまわりから大丈夫なように見えても，行動を勧めることは慎重にしなければなりません。

④薄い氷が張ったあとの次の目標は，氷が少しでも厚くなるようにすることで，氷が割れないくらい厚くすることではありません。つまり，最終的な目標はあって当然ですが，この時期の目標は小さいものにすることが必要です。例えば，最終的な目標が仕事に戻ることであっても，この時期は新聞が読めるようになることを目標にしなければならないかもしれません。

「うつ」の回復（快復）のためにまわりの人ができること④

回復後期＝氷が少しずつ厚くなるところ

- "腹立てない" 家族自身が焦らない
- "まだだめか" いいえ "これだけ良くなった"
- "お願いね" 少し任せて見守ろう
- "やめさせない" よくなってきてもお薬は

回復後期には，自信回復ができるように

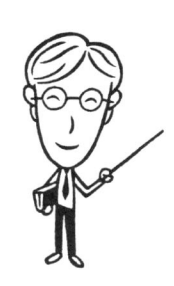

氷がかなり厚くなってきた時期（回復後期）では，外見からは元気な頃の本人と見分けがつかなくなっているかもしれません。この時期には，持続力がない，疲れやすい，考えや行動のスピードが遅いといった症状が残っています。これらの症状は外見からは見えなくなっているので，まわりの人はよほど注意しないと「もう治っている」と思ってしまいがちです。一方で，本人は症状が残っていることを自覚しており，「無理はできない」と感じているものです。氷は厚くなってきていますが，どのくらい厚くなっているかはわかりません。厚くなった氷がどの程度の負荷をかけても割れないか「試してみる」ことも必要な時期です。

①見た目では元気に見えても「怠けている」わけではありません。ここまでの道のりが短くないゆえにまわりの人も焦ってくる時期ですから，腹を立てたり，批判的になってはいないか，再度確認しましょう。

②急性期や回復前期以上に「良くなったところ」に目を向けましょう。本人のためだけではなく，まわりの人が焦らないためにも必要です。

③できることは少しずつしてもらうことも必要になってきます。病気だからとにかく休養という時期は過ぎ去りました。できることを少しずつしながら，達成感や自信を回復していくことが必要な時期です。本人を信じて少し頑張ればできることからしてもらいましょう。

④良くなってくると薬は早く止めたいと思う患者さんもいるかもしれません。うつ病は脳の病気ということを思い出してください。再発予防の点でも服薬の早期中断は危険です。

「うつ」の回復(快復)のためにまわりの人ができること⑤

氷を
張りやすく,厚くなるように,そして割れにくく
するために

- 認める　　　安心感を与えましょう
- ほめる　　　ネガティブな気持ちを減少させてあげましょう
- 信じる　　　自尊心の回復を促しましょう

まわりの人の心得：「認める，ほめる，信じる」

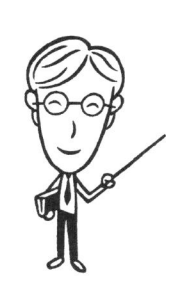

「うつ」の回復の段階を問わずに，回復をサポートするために一貫してまわりの人にできることは，「認める」「ほめる」「信じる」ことです。

①本人の気持ちや置かれた状況に共感し，本人のつらさを想像して，現在の本人の感情を全面的に認め，安心感を与えましょう。本人の行動には認めがたい点が仮にあったとしても，「気持ち」は認めてあげましょう。

②否定的な考え方に傾きやすいのが「うつ」の特徴でもあります。できるだけ肯定的な面をみつけ，肯定的に言葉をかけてあげましょう。回復しているときには，できるようになった点をほめてあげましょう。

③誰かが本人の「うつ」を肩代わりしてあげることができるわけではありません。回復の力は本人の中に必ずあります。その力を信じて，その力を引き出すようにかかわってあげましょう。急性期には必ず回復していくことを信じて待つことです。回復期には成功体験を多く持つことが，本人の自信回復につながりますから，その時点でできそうなことは応援しながら見守ってあげましょう。そして，うまくできたことはほめましょう。

「うつ」の回復（快復）のためにまわりの人ができること⑥

周囲の方へのお願い

- 服薬することを非難しない
- 共感ではなく，同調する
- 病気の知識を高める
- <u>治してあげるのではなく治ることを願い，寄り添う</u>
- 家族が，<u>笑顔</u>でいられるようにストレスを溜めない

指示することより，寄り添って聴いてあげること

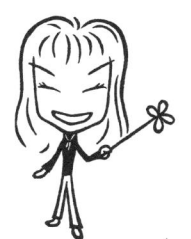

家族を含めたまわりの人が，本人の病気を治してあげることはできません。
本人が，治したいと思うまで，静かに待ってあげて下さい。
その間，「笑顔」と「うなずき」を忘れないで下さい。
周囲の方がいつも笑顔でいるためには，周囲の方自身がストレスを溜めないことが大切です。自分の時間も大切にして下さい。
「アドバイス」と「勧め」と「過干渉」は不要です。この3つは，快復の妨げになってしまいますので，ご注意下さい。
本人と同様に，周囲の方も，うつ病がどんな病気かを勉強して，知っていただきたいのです。そして，うつ病から快復することを願いながら，そっと寄り添ってあげて下さい。
患者ひとりでは，治すことはできないのも事実です。
周囲の理解と，温かな対応，適切な支えが必要です。

うつ病の職場復帰①

復帰の最後のハードル

・自信がもてない
　　考えるだけ考えたら，もう一度挑戦するという決断

・行動をおこせない
　　決断したら，過剰に失敗を怖れず行動する勇気

・生きがいがみつからない
　　今までとは違った行動をしながら
　　自分で見出していく希望

職場復帰を怖がらないで

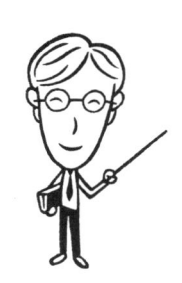

　　　　　　　　仕事や学業に復帰する――そのためには高いハードルが待っています。

　長期に休んでしまったことによる自信のなさや，「うつ」が再発するのではないか，あるいは再発させたくないという気持ちや，以前の自分のようにできるかどうかの不安，さらに職場や学校で自分がまわりの人たちからどう見られているかなどの不安から，行動を起こすことを躊躇してしまいやすいものです。あまりに失敗や恥を怖れていると大切なチャンスを見逃してしまうかもしれません。失敗や恥はあるかもしれないけれど，そのチャンスを摑むかどうかに必要なものは勇気です。

　たとえ思い切って行動を起こしてみても，強い緊張と不安にさらされながらの迷いの中での行動です。そのため，仕事や学業に復帰するときには，まわりのあたたかいサポートが重要な意味を持ちます。踏み出せない本人の背中をそっと（強くではなく）押してあげるような気持ちと，踏み出した本人をあたたかく迎える気持ちが大切です。

　「うつ」のために余儀なく，退職や退学をしてしまった場合もあるかもしれません。この場合，この先の目標を見つけることに長い時間が必要になる場合もあります。目標を見つけることは大変な作業ですが，本人のかわりに誰かが見つけてあげることはできません。本人がいつか見つけることができるように励ましながら待つことが，まわりの人にできることです。

うつ病の職場復帰②

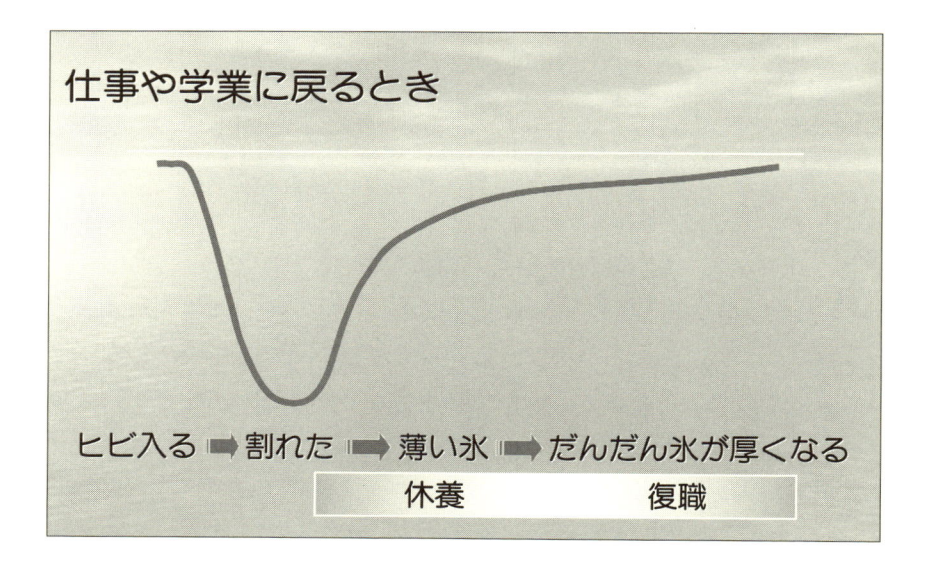

仕事や学業に戻るとき

ヒビ入る ➡ 割れた ➡ 薄い氷 ➡ だんだん氷が厚くなる

休養　　　　復職

職場復帰は，回復の8割程度のとき

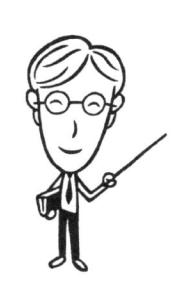

　仕事や学業に戻る時期は，回復の80％程度のときです。

　再び張った池の氷が，どの程度厚くなったかは本人でもわからないところもあります。慎重に段階的に少しずつ慣らしながら復帰をすることが，張った氷を割れないようにするための最良の対策です。本人の意見や希望も聞きながら，周囲の関係者もかかわって，復職や復学の方法を考えていく必要があります。医師は職場の状況はよくわからないのが普通です。ですから，職場復帰は，本人と主治医だけで決めるものではなく，職場の上司や人事担当者など，仕事の「プロ」が一緒に加わって計画を立てることが望ましいのです。

うつ病の職場復帰③

「うつ」の人が職場に戻ったら

・心の問題は「個人的な問題」ではない
・復職＝完治，ではない
・人事は「他人事」ではない
・腫れものにさわるような対応をしない
・職場ではできること，できないことを明確にする

職場では，あたたかく寛容な雰囲気づくり

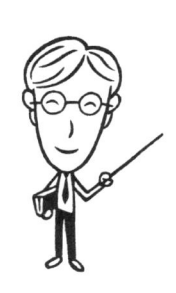

「うつ」を経験した人が休養を終えて職場などに戻るとき，大きな不安と自信喪失を抱えています。まわりの人のあたたかいサポートが復帰を支えます。

① うつ病は特別な人だけがなる特別な病気ではありません。さらに「うつ」になる人が職場に現れたということは，その職場の環境やシステムを見直す必要がある場合もあるかもしれません。謙虚に受け止めましょう。

② 「うつ」を経験した人が復職してくる時期は，回復の80％程度のときです。完治して病気になる前と同じように仕事ができる状態で戻ってくるわけではありません。まわりの人がこのことを理解することが大変重要です。

③ 「うつ」を経験した人は長期に休んだことで，人事評価や今後の仕事内容に大きな不安を抱えています。リハビリ（慣らし）出勤などの時期は人事評価に含めない，不用意な異動を行わないなどの寛容な配慮が望まれます。

④ こころの病気だからといって，不自然な接し方は本人を苦しめます。本人の気持ちを察しながら思いやりのある言葉や態度で見守りましょう。

⑤ 本人の職場復帰を支えるといっても，職場によりできることには差があるのは当然です。どのようなことができて，どのようなことができないかは，本人の復職が始まる前に，本人，主治医，産業医，職場の上司などで話し合うことが望ましいでしょう。あらかじめ復職後の道すじをある程度予測できるほうが不安は軽減するので，復職後の仕事内容やステップアップの時期などの見通しを立ててあげてください。

「うつ」にサヨナラするために①

氷を割れにくくするには？

割れやすいところは補強しましょう

薬などを利用した，脳の体質改善

重すぎる荷物はおろしましょう

ストレスコントロールによる生活改善

再発予防は，うつの治療では欠かせません

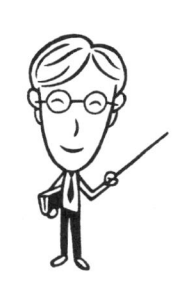

「張った氷を再び割れないようにする」ことは再発の予防にあたります。

氷の厚さが薄いこと（素因）に大きな問題がある場合には，薄い部分を補強する必要があります。回復後の4〜6か月は再び氷が割れやすい（再発しやすい）時期といわれています。そのために，服薬の継続などが必要になるでしょう。

一方，氷にかかる負荷（誘因）に大きな問題がある場合は，負荷となりうるストレス要因に対する対策が必要になります。ストレスをなくすことはできません。生きていく上で必要なストレスもあります。自分のストレスに気づき，減らせるストレスは減らし，さらにはストレスのとらえ方を変えることが必要になります。

「うつ」にサヨナラするために②

再発予防　ーストレスを味方にするー

ストレスに敏感な素質を補う
　　神経伝達物質が減りにくいよう，内服継続。
　　生活や食事のスタイルをふりかえる。
　　ストレス状況と休養のメリハリをつける。

ストレスの量や質を調整する
　　自分にとってのストレス要因を知る。
　　ストレスの原因のなかで，自分に変えることのできる
　　ものに目を向ける。
　　物の見方や考え方のくせを変えてみる。

「外」から変えることのできること,「内」から変えることのできること

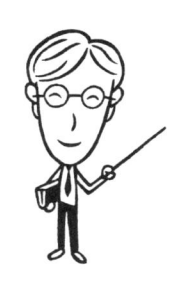

　ストレスとの付き合い方は,再発予防にとって重要です。

　ストレス自体が悪いわけではなく,複数のストレスが引き起こすストレスの増大や複数のストレス間のジレンマがこころの負担になります。自分がどのようなストレスを抱えているのか日頃から気づくこと,気づいたら,ストレス状況と休養のメリハリをつけたり,物事に優先順位をつけたり,ストレスを小さくする工夫をしましょう。ストレスに対する耐性を高めるには,睡眠不足や飲酒習慣など生活習慣の癖などを修正することが必要な場合もあります。

　ストレスに対する見方や捉え方を変えることでストレスの強さを調整することのできる場合もあります。「ストレスがある」と不満ばかり言っていても仕方ありません。強いストレス状況の中でも自分に変えることができる部分は変えてみるように心がけましょう。見方を変えるだけでもストレスの大きさが小さくなる場合もあります。そのようにすることでストレスがもたらす負担やジレンマを減少させることが,ストレスとうまく付き合っていくコツです。

エピローグ（荒井）

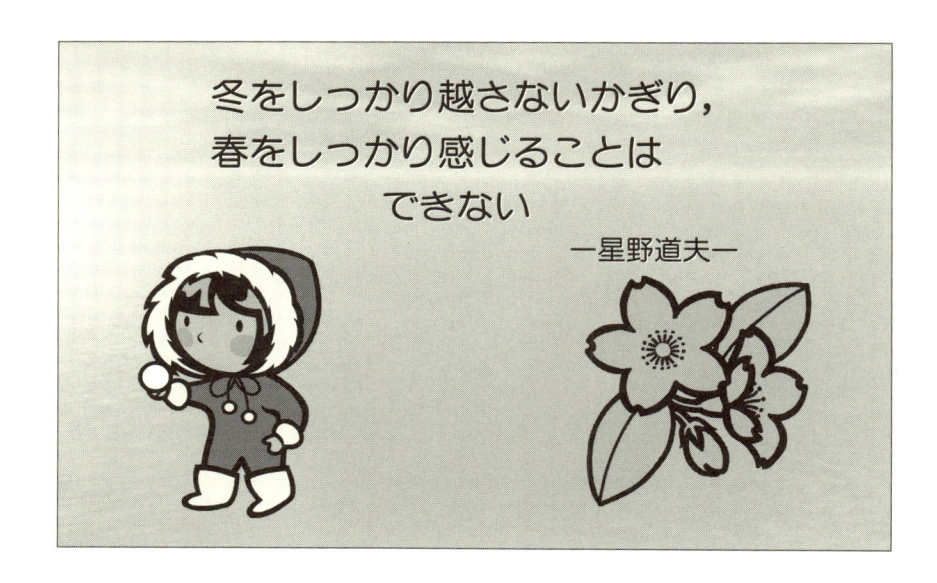

冬をしっかり越さないかぎり，
春をしっかり感じることは
できない

―星野道夫―

うつを乗り越えるときは，必ずやってきます

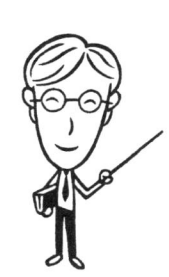

「うつ」の回復には「待つ」ことが必要です。

「うつ」の本人も「うつ」の人とかかわるまわりの人も池の氷が張るのをじっと待つことから始めなければなりません。忙しい現代は，私たちに「待つ」ことを困難にさせています。

「うつ」を経験している本人は焦りを抑えて，今できないことは一時諦めて回復を待たなければなりません。

まわりの人にできることは，本人の回復の力を信じて，ただ祈りながらあたたかい気持ちで待ってあげることでしょうか。短い冬や暖かい冬はあっても，冬がなく春が訪れることはありえないのですから。

エピローグ（赤穂）

うつ病からのプレゼント

- 素敵な自分との出会い
- 幸せな人生
- NPO法人エッセンスクラブ
  （セルフヘルプ活動）

うつを乗り越えて,「成長した自分」を見つけましょう

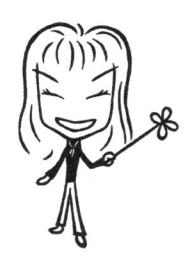

「うつ」からの快復は,決して平坦なものではありません。しかし,うつ病を理解して,焦らず,諦めず,向き合って過ごせば,ちゃんと快復します。寒くて,凍えそうな冬のあとは,必ず春がやってきます。厳しい冬を越えてやってきた春は,今まで味わったことのない「素敵な春」です。

人の苦しさや痛みがわかり,以前よりも,温かな私になれたと思います。そして,同じうつ病の治療で困惑している方にも,素敵な人生を見出してもらいたくて,現在セルフヘルプ活動を行っています。ご自身を大切にいたわり,癒して,楽しませてあげながら,本当の素敵なご自身と出会い,「素敵な春」を体感して下さい。

まわりの方へ
今,苦しんで元気のないご本人は,春を待つ「美しい花のつぼみ」,もしくは「美しい蝶のさなぎ」なのです。
素敵に成長する姿を,一緒に待ってあげて下さい。
優しく,温かな言葉と,素敵な笑顔を,ふりそそいで下さいね。
そして,暖かな春の訪れを,気長にお待ち下さいね。

NPO 法人エッセンスクラブ
ホームページ・アドレス　http://www.k2.dion.ne.jp/~essensu/

あとがき

　病気と付き合うということは，簡単なようで難しいことです。うつ病の治療では，まず「諦める」ということから始まります。休養するということも，頑張る自分をちょっと諦めること，仕事に行くことをちょっと諦めることに他なりません。回復していく間も，たとえ以前できた事であっても回復の段階によっては諦めなければならないことは沢山あります。からだを動かしても頭を使う作業はまだ諦めておくこと，家事はしても仕事へ行くことはまだ諦めておくこと，などのように。諦めるというと否定的なニュアンスがありますが，開き直るとか腹を据えるといった言葉に言い換えることができるような，積極的な意味合いです。そして一時諦めることで，病気を敵としてではなく味方として仲良く付き合うことができるようになるのではないでしょうか。諦めることで，それまでは気づかなかった病気のことを，さらに深く知ることにもなるのでしょう。敵として見ていたときには決して明かさなかった手の内を，味方にしたとたんに病気のほうから明かしてくれるのかもしれません。こうなると回復の近道を見つけたも同然です。さらに，回復だけではない贈り物までも，病気は与えてくれるようです。

　「感動が人を変える，笑いが人を潤す，夢が人を豊かにする」という言葉があります。まさしくこの言葉の示すところを実践し，赤穂さんは病気を乗り越えながら前向きの人生を拓いています。うつ病という異質な体験が，うつ病からの回復だけでなく彼女を進化させてくれているようです。これこそが，病気からの贈り物かもしれません。

うつ病の回復は，一般に時間がかかるものです。医療者と患者さんが協調して治療に向かうことになります。その間患者さんの周囲の人にできることは，うつ病の人が体験していることを推しはかりながら受け入れ，認めて，患者さんの気持ちを思いやること，そして回復に希望を持って，希(ねが)い，待つことです。「待てば海路の日和あり」です。患者さんの回復が訪れるだけではなく，周囲の人も必ずやうつ病から何かを学ぶことになるでしょう。

　最後に，私にいろいろなことを教え続けてくれる患者さんたち，そのご家族に深く感謝します。また，本書の完成にあたり星和書店の近藤達哉さんには大変お世話になり，深くお礼を申し上げます。

2009 年 5 月

荒井　秀樹

著者略歴

荒井 秀樹（あらい ひでき）

- 1990年　金沢大学医学部卒業
  　　　　金沢大学医学部附属病院勤務
- 1991年　高岡市民病院精神科勤務（～1993年）
  　　　　金沢大学医学部附属病院勤務を経て，
  　　　　富山市民病院精神科勤務，精神デイケア科部長
- 2004年　さくらまちハートケアクリニック開業

訳書：『境界性人格障害＝BPD』
　　　『愛した人がBPD（＝境界性パーソナリティ障害）だった場合のアドバイス』
　　　『BPD（＝境界性パーソナリティ障害）のABC』（以上，星和書店）

赤穂 依鈴子（あこう えりこ）

- 1968年　富山市生まれ
- 2001年　うつ病と診断，以来通院治療中
- 2005年　NPO法人エッセンスクラブ設立
  　　　　総務省富山行政評価事務所より自殺予防対策有識者意識調査を依頼される。
  　　　　同事務所より自殺予防に関する調査結果報告書を受理。
- 2006年　富山県自殺対策推進協議会委員
- 2007年　富山県自殺未遂者等支援ワーキンググループメンバー

現在，NPO法人エッセンスクラブ理事長。うつ病患者及び家族支援並びに，啓蒙活動を県内で行う。県内外各地で講演活動ほか，テレビ，ラジオ番組にも出演。
著書：『バニラエッセンス：うつ病からの贈りもの』（星和書店）

DVDで学ぶみんなのうつ病講座

2009年5月20日　初版第1刷発行

著　者　荒井秀樹　赤穂依鈴子
発行者　石澤雄司
発行所　㈱星和書店
　　　　〒168-0074　東京都杉並区上高井戸1-2-5
　　　　電話　03（3329）0031（営業）／（3329）0033（編集部）
　　　　FAX　03（5374）7186
　　　　http://www.seiwa-pb.co.jp

© 2009　星和書店　　　Printed in Japan　　　ISBN978-4-7911-0708-7

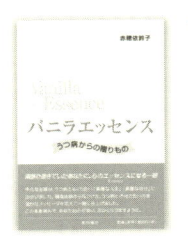

バニラエッセンス
うつ病からの贈りもの

［著］赤穂依鈴子
四六判　176頁　本体価格 1,500円

頑張り過ぎていたあなたに、心のエッセンスになる一冊

うつ病から「快復」し、現在、富山県でうつ病患者のためのNPO法人『エッセンスクラブ』代表としてうつ病患者の自助活動に従事する著者が、自らの闘病体験と、心から湧き出る想いを自然体で綴る。

うつ病の再発・再燃を防ぐためのステップガイド

［著］Peter J. Bieling／Martin M. Antony
［監訳］野村総一郎　［訳］林 建郎
A5判　400頁　本体価格 2,800円

うつ病の悪循環を断ち切るためにすぐに実践できる科学的な技法を紹介。

うつ病の再発・再燃を予防するための実践書。
うつ病の最新の概念や薬物療法、取り組みやすい練習、マインドフルネス・対人関係療法など最新の技法や概念も網羅。抑うつに悩む人や専門家にとって必携の書。

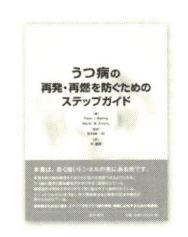

発行：星和書店　http://www.seiwa-pb.co.jp　価格は本体（税別）です。